AF502877

FACULTE DE MÉDECINE DE PARIS

Année 1876 | N° 459

THÈSE

POUR

LE DOCTORAT EN MÉDECINE

Présentée et soutenue le 4 décembre 1876, à 2 heures.

Par JULES AUMOINE,

Né à Estivareilles (Allier), le 3 mai 1851.
Ancien externe des hôpitaux,
Médaille de bronze de l'Assistance publique.

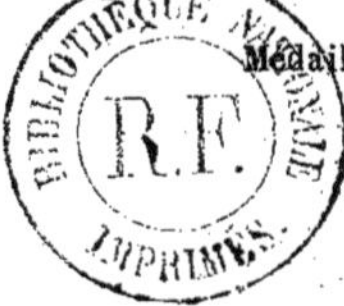

ÉTUDE

SUR QUELQUES

TUMEURS SOLIDES DES GRANDES LÈVRES

Président de la Thèse : M. VERNEUIL, *professeur.*

Juges : MM. VULPIAN, *professeur.*
NICAISE, LÉCORCHÉ, *Agrégés.*

Le Candidat répondra aux questions qui lui seront faites sur les diverses parties de l'enseignement médical.

PARIS
A. PARENT, IMPRIMEUR DE LA FACULTE DE MEDECIN
31, RUE MONSIEUR-LE-PRINCE, 31
1876

FACULTE DE MEDECINE DE PARIS

Doyen........ M. VULPIAN.

Professeurs	MM.
Anatomie	SAPPEY.
Physiologie	BECLARD.
Physique médicale	GAVARRET.
Chimie organique et chimie minérale	WURTZ.
Histoire naturelle médicale	BAILLON.
Pathologie et thérapeutique générales	CHAUFFARD.
Pathologie médicale	N. POTAIN
Pathologie chirurgicale	DOLBEAU. TRELAT.
Anatomie pathologique	CHARCOT.
Histologie	ROBIN.
Opérations et appareils	LE FORT.
Pharmacologie	REGNAULD.
Thérapeutique et matière médicale	GUBLER.
Hygiène	BOUCHARDAT.
Médecine légale	TARDIEU.
Accouchements, maladies des femmes en couche et des enfants nouveau nés	PAJOT.
Histoire de la médecine et de la chirurgie	PARROT
Pathologie comparée et expérimentale	VULPIAN.
Clinique médicale	N... SEE (G.). LASEGUE. HARDY.
Clinique chirurgicale	RICHET. GOSSELIN. BROCA. VERNEUIL.
Clinique d'accouchements	DEPAUL.

DOYEN HONORAIRE : M. WURTZ

Professeurs honoraires :

MM. BOUILLAUD, le Baron J. CLOQUET et DUMAS

Agrégés en exercice.

MM.	MM.	MM.	MM.
ANGER.	DAMASCHINO.	GARIEL.	LE DENTU.
BERGERON.	DELENS.	GAUTIER.	NICAISE.
BLUM.	DE SEYNES.	GUENIOT.	OLLIVIER.
BOUCHARD.	DUGUET.	HAYEM.	RIGAL.
BOUCHARDAT.	DUVAL.	LANCEREAUX.	TERRIER.
BROUARDEL.	FARABEUF.	LANNELONGUE.	
CHARPENTIER.	FERNET.	LECORCHÉ.	

Agrégés libres chargés de cours complémentaires.

Cours clinique des maladies de la peau	MM. N.
— des maladies des enfants	BLACHEZ.
— des maladies mentales et nerveuses	BALL.
— de l'ophthalmologie	PANAS.
— des maladies des voies urinaires	GUYON.
des maladies syphilitiques	FOURNIER
Chef des travaux anatomiques	Marc SEE

Le Secrétaire de la Faculté : PINET.

Par délibération en date du 9 décembre 1798, l'Ecole a arrêté que les opinions émises dans les dissertations qui lui seront présentées doivent être considérées comme propres à leurs auteurs, et qu'elle n'entend leur donner aucune approbation ni improbation.

A MON PÈRE, A MA MÈRE

Reconnaissance éternelle.

A MON AMI

LE Dr COULHON

A M. VERNEUIL

Professeur à la Faculté de médecine de Paris,
Chirurgien de l'hôpital de la Pitié,
Membre de la Société de chirurgie, etc.
MON PRÉSIDENT DE THÈSE

ÉTUDE

SUR QUELQUES

TUMEURS SOLIDES DES GRANDES LÈVRES

INTRODUCTION.

Le diagnostic des tumeurs de la grande lèvre nous a paru plein de difficultés, et c'est sans doute téméraire à nous de nous aventurer dans cette voie.

Ce n'est pas sans hésiter que nous avons entrepris d'appeler l'attention des chirurgiens sur un certain nombre de tumeurs solides que les auteurs classiques ne décrivent pas; quelques-uns seulement les signalent.

Qu'on nous permette de rappeler que les grandes lèvres sont le siége de hernies inguinales et inguino-labiales : cette affection, en raison de son importance, a été bien étudiée. Et pourtant combien de difficultés ne rencontre-t-on pas à chaque instant dans la pratique pour diagnostiquer ces tumeurs. De nombreuses thèses ont été soutenues devant cette Faculté sur le diagnostic différentiel des tumeurs de l'aine, thèses qui toutes s'attachent à établir les signes et les symptômes propres aux hernies. Vains efforts, travaux stériles! il leur manquait, comme à nous, une longue pratique que nos maîtres seuls peuvent avoir; avantage qui doit les rendre bien indulgents à notre égard.

Nos devanciers ne se sont occupés que des tumeurs liquides. Nous, persuadé qu'il y avait une petite lacune à combler, nous avons tenté d'ébaucher une étude d'ensemble sur les tumeurs solides.

Il nous a paru intéressant et surtout utile d'étudier des tumeurs qui, comme nous le verrons, peuvent aussi, dans certains cas rares il est vrai, être prises pour des hernies. Une pareille erreur, on le conçoit, peut être très-préjudiciable aux malades; car comme le fait judicieusement remarquer Bérard (1) : « S'il n'y a pas d'inconvénients à opérer un abcès comme une hernie, il y en aurait à opérer une hernie comme un abcès. » Il importe donc d'être bien fixé sur le diagnostic de ces affections.

Nous ne pouvons toutes les énumérer. M. S. Duplay, dans sa remarquable thèse sur les collections séreuses et hydatiques de l'aine (1865), a nié l'existence du canal de Nuck, chez l'adulte, et réfuté l'opinion de plusieurs chirurgiens italiens, Paletta, Regnoli, Sachi. Il a démontré avec de nombreuses observations que ce que ces auteurs avaient décrit sous le nom d'hydrocèle chez la femme, n'était pas autre chose, le plus souvent, que d'anciens sacs herniaires déshabités.

Nous ne pouvons que citer les bourses séreuses qui reconnaissent ordinairement pour cause la pression exercée par la pelotte d'un bandage, et dans ce cas, elles viennent singulièrement compliquer le diagnostic et l'opération de l'affection première.

Cette variété de tumeur liquide peut se développer au-devant d'une tumeur solide qui comprimerait la peau de

(1) Dict. en 30 v. art. Aine, T. II.

dedans en dehors. M. Verneuil (1) a vu des ganglions de l'aine durs, volumineux, donner naissance à des bourses séreuses chez des sujets maigres.

On voit assez souvent sortir par le canal inguinal des abcès par congestion qui peuvent être réductibles ou irréductibles, indolents ou douloureux, et faire songer aussi à une hernie ou à un kyste.

Signalons encore les kystes hydatiques de l'aine, les varices causées le plus souvent par la gêne de la circulation pendant la grossesse, le thrombus de la vulve qui se produit pendant un accouchement laborieux ou à la suite d'une contusion portant directement sur cette région.

Les tumeurs solides sont beaucoup plus rares et ont moins attiré l'attention des chirurgiens. Néanmoins on connaît les hernies de l'ovaire (2). Depuis longtemps il existe des observations de lipomes. On a vu sortir par le canal inguinal, des corps solides introduits par le tube digestif, des calculs biliaires et vésicaux. Une hernie peut se réduire et laisser un sac rempli de graisse, et ce lipocèle peut être facilement pris pour un épiplocèle. Enfin il peut se faire des hernies de différents organes contenus dans la cavité abdominale : vessie, matrice, trompes, rate, appendice cæcal.

Cliniquement, ce sont autant de tumeurs auxquelles il faut songer pour le diagnostic de chacune d'elles ; nous en reparlerons.

Anatomiquement, à part les lipomes, ce ne sont pas des tumeurs. Nous adopterons la définition de Cornil et Ranvier. « Une tumeur est toute masse constituée par un tissu de nouvelle formation (néoplasme) ayant de la tendance à persister et à s'accroître. » Nous ne décrirons donc que celle-ci

(1) Dict. encyclopédique, art. Aine.
(2) Thèse de Deneux, 1813.

et en particulier les fibromes ; nous rapprocherons de leur étude celle des fibro-myomes qui paraissent là dans un siége insolite, mais dont il existe des observations authentiques ; et comme notre but est de donner un tableau d'un certain nombre de tumeurs solides, ayant le même siége, l'épaisseur des grandes lèvres et beaucoup de caractères cliniques communs, nous ferons entrer dans notre travail des observations très-intéressantes de tumeurs fibro-plastiques, de myo-myxomes. Différentes par quelques caractères histologiques que nous négligerons un peu, et à dessein, elles ont un certain cachet de parenté qui en rend le diagnostic différentiel toujours difficile, et souvent impossible.

Il importe d'abord de circonscrire notre sujet. Nous ne ferons pas de chapitre spécial pour l'anatomie pathologique, parce que nous n'avons eu sous les yeux qu'une pièce qui n'offrait rien de particulier à noter. Nous reconnaissons que l'anatomie pathologique, qui a fait faire depuis Laënnec, Cruveilhier et Lebert, tant de progrès à la science, et au chapitre des tumeurs en particulier, peut seule apporter une sanction durable aux divisions cliniques ; mais les fibromes et les fibro-myomes n'offrent pas dans cette région de structure particulière, et nous renverrons pour leur étude anatomique aux traités spéciaux de Broca et Virchow. Du reste, et c'est là notre principale excuse, dans les observations que nous rapportons, l'examen histologique a été fait avec soin par des hommes compétents. La plupart ont été étudiées dans le laboratoire de M. Ranvier.

Pour rendre la description de nos tumeurs plus exacte et plus complète, nous sommes obligé d'empiéter un peu sur la pathologie du mont de Vénus, et de faire en un mot comme si la grande lèvre se prolongeait jusqu'au canal inguinal.

En effet, sous la peau des grandes lèvres, M. Richet (1) distingne deux plans aponévrotiques communiquant librement avec celui du mont de Vénus. De plus le sac dartoïque qui se trouve au-dessous, et auquel nous faisons jouer un certain rôle comme point de départ, sac enveloppant et organe vecteur, remonte jusqu'à l'anneau inguinal externe. Ces deux régions se confondent donc intimement au point de vue de la question qui nous occupe. Qu'un fibrome sorte par le canal inguinal ou qu'il se développe dans le goulot du sac dortoïque, il se trouvera naturellement conduit par celui-ci dans la grande lèvre comme le sont les hernies. Nous appellerons spécialement l'attention sur les fibromes qui s'implantent dans la partie terminale du ligament rond.

Nous parlerons aussi de certaines tumeurs qui peuvent venir de l'intérieur de la cavité abdominale, ou de la cloison recto-vaginale.

Ainsi nous aurons des tumeurs qui prennent naissance dans la grande lèvre, et d'autres dans les tissus du voisinage : tissu cellulo-fibreux, périoste, fibres musculaires lisses du rectum, du vagin ou de la vessie, péritoine.

Après avoir montré combien la question que nous allons traiter a été négligée, et combien elle est restée obscure, nous réunirons dans ce travail à deux observations qui nous sont personnelles, toutes celles que nous avons trouvées et qui nous permettront de tracer les caractères de plusieurs variétés de tumeurs solides des grandes lèvres.

Si nous sommes resté au-dessous de notre tâche, nous prions nos juges de nous tenir compte de la difficulté de notre travail. Que M. le professeur Verneuil, notre éminent maître, nous permette de lui témoigner ici toute notre re-

(1) Traité d'an. médic. chirurgicale, Paris, 1857.

connaissance pour la bonté avec laquelle il nous a prodigué ses conseils.

APERÇU HISTORIQUE.

La confusion la plus complète a régné pendant longtemps sur les affections de la grande lèvre. Les auteurs anciens ont décrit sous les noms différents de molluscum, éléphantiasis des Arabes, maladie glandulaire des Barbades (Kendy), pachydermie (Fuchs), fibrome éléphantiasique, tumeur fibro-cutanée, esthiomène éléphantiasique (Huguier), des tumeurs de même nature, et sous chaque nom en particulier, des tumeurs différentes. Sans doute cet emploi de mots dont la signification est si vague, n'a pas peu contribué à rendre le diagnostic des tumeurs de la grande lèvre si obscur.

Il faut reconnaître avec M. Malassez (1) que ces noms nés à une époque où il fallait se contenter d'un ensemble symptomatique assez large, n'ont plus aujourd'hui un sens assez précis pour être conservés.

On sait aujourd'hui que l'éléphantiasis est une affection parfaitement une de sa nature, et qu'il ne faut pas décrire, sous ce nom, des lipomes et des tumeurs fibreuses contenues dans l'épaisseur de la grande lèvre, et n'intéressant pas la peau.

Nous voyons à chaque instant, dans les Bulletins de la Société de chirurgie et de la Société anatomique, cette confusion se révéler dans des discussions que soulèvent des observations d'éléphantiasis, d'esthiomènes, de molluscum, et aussi de fibromes, de fibro-myomes et de lipomes.

Virchow (2) range l'éléphantiasis dans la classe des fibromes; il est vrai qu'il reconnaît que ce ne sont pas des

(1) Bul. de la Soc. anat., 1871. (151).

(2) Path. des tumeurs, trad. par Aronshon 1867.

fibromes circonscrits, des fibromes vrais, et il y ajoute le mot éléphantiasique. Bérard (1), qui avait déjà adopté le mot fibrome y avait ajouté le mot cutané, qui nous paraît nécessaire, car l'éléphantiasis est une affection cutanée, et, puisqu'il peut exister dans l'épaisseur de la grande lèvre comme partout où il y a du tissu fibreux, des tumeurs fibreuses simples, il importe de donner à ces deux affections une épithète qui indique nettement leur différence.

Du reste, cette question est jugée aujourd'hui, et si dans les auteurs on trouve des fibromes vrais à côté des fibromes éléphantiasiques, on s'accorde à ne regarder comme éléphantiasiques que des tumeurs caractérisées par un épaississement de la peau qui est ridée, et infiltrée d'un liquide lactescent qu'on a reconnu être de la lymphe.

Déjà Allard en 1824 avait supposé que les maladies des vaisseaux absorbants étaient la cause de l'éléphantiasis. Cette opinion, apres avoir été abandonnée, a été remise en honneur de nos jours. Quand le réseau lymphatique cesse de prendre les matériaux qu'ont apportés les artères, les veines suppléent les lymphatiques, mais il y a un trop plein; c'est lui qui cause l'infiltration et la prolifération fibreuse, et comme il n'y a pas de terme à ce défaut d'équilibre entre l'apport et la reprise, l'engorgement persiste et augmente : ce signe, l'obstruction primordiale des lymphatiques est devenu pathognomonique, On a été plus loin, on a constaté des varices lymphatiques ; Fuchs a décrit une pachydermie lactifluente à cause de ce caractère, et Rindfleisch une pochydermie lymphangiectasique,

M. Verneuil en a présenté un exemple remarquable à la Société de chirurgie, et le récent ouvrage de M. Hardy sur les maladies de la peau, renferme une photographie qui

(1) *Loco citato.*

montre, sur un scrotum éléphantiasique, des varices lymphatiques.

Le molluscum, sorte de polype cutané (Malassez *loc. cit.*) siégeant souvent à la vulve, n'a pas une signification anatomique précise. Pour Hardy, c'est une difformité ayant pour siége l'appareil folliculaire de la peau.

Il suffit que ce soit là des affections cutanées pour que nous ne nous y arrêtions pas davantage.

Bérard (*loc. cit.*) parle de huit ou dix tumeurs fibro-cutanées qu'il appelle encore éléphantiasis de la vulve. Les quatre premières étaient pédiculées, pyriformes. La cinquième qu'il a opérée à la Charité, dans son service, « était comme perdue dans l'épaisseur de la grande lèvre » et avait l'apparence d'un kyste. Pour opérer les autres, il disséqua le pédicule, où il le coupa quand il fut assez mince. Mais pour celle-ci, il fit une incision sur la partie la plus saillante de la grande lèvre : la tumeur fut mise à nu et saisie avec une érigne, disséquée et enlevée ; des boulettes de charpie furent placées entre les lèvres de la plaie, et la cicatrisation s'obtint régulièrement. Plus loin, il ajoute que ces tumeurs pourraient être confondues avec des kystes ou avec une hernie vulvaire, ce qui prouve qu'il n'avait pas seulement en vue les fibromes cutanés.

On voit qu'il est temps de ne plus confondre sous un même nom des tumeurs si disparates. Cette tumeur ne doit plus être rangée dans l'éléphantiasis, et quoique Bérard la range dans les fibromes cutanés, il fait bien remarquer, pour ne pas être en contradiction évidente avec lui-même, qu'elle avait des caractères anormaux, qu'elle était parfaitement circonscrite dans l'épaisseur de la grande lèvre et sous la peau.

Boyer (1) et après lui Vidal (de Cassis) (2), ont décrit à

(1) Traité des maladies chirurgicales, 1846.

(2) Traité de path. ext., V édit., 1861, t. V.

peu près dans les mêmes termes, sous le nom de tumeurs fibreuses de la vulve « des tumeurs dures, d'un tissu blanc et fibreux d'une forme arrondie, d'une rénitence très-marquée, indolores, et ne gênant que par leur volume. Elles sont lisses, et la muqueuse des grandes lèvres qui est appliquée contre leur surface interne ne leur est pas adhérente. Elles peuvent devenir très-anciennes sans revêtir un mauvais caractère. »

Nonat, qui rapporte ces quelques lignes, se demande si ces tumeurs ne seraient pas le vestige d'un épanchement sanguin résorbé, de la fibrine d'un caillot ayant subi une organisation rudimentaire. Vidal (de Cassis), hasarde une autre interprétation; ce serait peut-être une simple hypertrophie de la glande vulvo-vaginale. Fano, plus récemment, a reproduit cette opinion erronée dans son traité de pathologie externe. Nous avons peine à comprendre pourquoi ces auteurs se sont évertués à interpréter d'une façon au moins très aventureuse des phrases aussi claires. Ne savaient-ils pas « qu'il n'est pas de région, dans lesquelles on n'ait rencontré des corps fibreux développés au milieu du tissu cellulaire libre. » (Cruveilhier.) Boyer est donc le premier qui ait décrit, en peu de mots il est vrai, les tumeurs fibreuses des grandes lèvres; Velpeau (1) ne fait que les signaler pour dire qu'elles ont les caractères des tumeurs fibreuses en général.

Humbert, dans une thèse sur les tumeurs des grandes lèvres (1851), les signale aussi ; Morpain, dans une bonne thèse soutenue l'année suivante (2), n'en parle pas.

Malgaigne (3) rapporte qu'il en a opéré une, et il a été frappé par l'abondance de l'hémorrhagie qu'il a eu à combattre ; nous en reparlerons.

(1) Dict. de méd., 2e édit. t. 16, p. 454.
(2) Anat. et path. des grandes lèvres, 1852.
(3) Anat. chirurg., Paris, 1859. 2e édition, t. II.

Enfin les ouvrages de gynécologie sont aussi muets sur cette question. Nous trouvons pourtant dans Churchill (1), sous le nom de tumeur enkystée des lèvres, une observation qui nous paraît appartenir à notre sujet. Nous la rapporterons en entier, car si l'auteur ne s'est pas expliqué clairement sur sa nature, s'il la confond, sous la dénomination vague de tumeur enkystée des lèvres, avec d'autres tumeurs de nature très-différente, les symptômes qui ont été observés, de même que ceux rapportés par Vidal (de Cassis) nous paraissent être ceux d'une tumeur fibreuse des grandes lèvres. — Du reste, plus loin il reconnaît qu'elles peuvent être constituées par du tissu fibro-cellulaire. Nous pourrions ajouter qu'elle nous paraît contenue dans le sac dartoïque, et remonter jusqu'au canal inguinal, car le prolongement en haut et en arrière, l'impulsion produite à la tumeur par une quinte de toux, les tentatives de réduction, les douleurs remontant jusqu'au sacrum et jusqu'aux reins, nous autorisent à émettre cette hypothèse.

Obs. I. — (2) tumeur enkystée des grandes lèvres.

Une dame, âgée de 36 ans, à la suite d'une inflammation des intestins, remarque l'existence d'une petite tumeur dans l'épaisseur de la grande lèvre gauche ; nullement douloureuse,—elle ne diminuait ni n'augmentait à aucun moment, ne donnait aucune sensation de fluctuation et n'était le siége ni d'œdème, ni de rougeur, ni de chaleur. Elle s'était peu à peu développée et était arrivée à gêner les mouvements de la malade. Elle ne pouvait s'asseoir, à moins de se renverser fortement en arrière : douleur vive quand elle était sur un siége dur. La douleur traversait tout le bassin jusqu'au sacrum. Dans les derniers temps, elle avait été tourmentée par des douleurs qui remontaient jusqu'aux reins ; d'ailleurs, la tumeur elle-même était insensible, de forme ovale, occupant la lèvre gauche, du volume d'un

(1) Maladies des femmes, 2e édition, p. 46, 1874.
(2) M. Donnell (*Bristish American Journal of Medecine*, 1849.

gros œuf de poule, s'étendant depuis la fourchette antérieure jusqu'au périnée, et envoyant en haut et en arrière un prolongement de 2 pouces. La peau est normale, glisse facilement sur la tumeur ; la pression ne détermine pas de douleur, chaque quinte de toux imprime à la tumeur une impulsion quand on laisse les parties dans leur état naturel ; mais si on soulève légèrement la tumeur, l'impulsion ne s'y fait plus sentir. Son plein à la percussion. Toutes les tentatives de réduction ont échoué ; jamais de gargouillement, jamais de changement apparent, quel que soit l'état de l'intestin.

Peut-être nous contestera-t-on le droit d'interpréter de cette façon des observations aussi vagues et incomplètes ; mais nous ferons remarquer que leurs auteurs eux-mêmes ont été très-embarrassés pour le faire ; — qu'ils se sont contentés d'en rapporter fidèlement les symptômes, afin que ces faits puissent un jour être réunis à d'autres plus concluants. Ces symptômes nous ont paru concorder très exactement avec ceux que nous avons pu observer et avec ceux qui ont été indiqués dans les observations que nous avons réunies.

Quant aux autres variétés de tumeurs, leur historique sera bien court. Parmi les nombreux travaux que nous avons consultés sur la pathologie de la grande lèvre, nous trouvons dans Cornil et Ranvier (1) signalés les fibromyomes, et dans Tarnier (2) les tumeurs fibro-plastiques. Ce dernier auteur a, en 1872, présenté à la Société de chirurgie une observation très-intéressante de tumeur fibroplastique. Dans ces dernières années, plusieurs autres observations ont été publiées ; mais, on le voit, aucune monographie spéciale n'a été faite sur ce sujet.

(1) Manuel d'histologie pathologique.

(2) Des cas dans lesquels l'extraction du fœtus est nécessaire, et des procédés opératoires relatifs à cette extraction, Paris, 1860.

OBSERVATIONS, DISCUSSIONS.

Les fibromes sont une maladie de l'âge adulte comme le carcinome est celle d'un âge plus avancé. Nos observations ne sortent pas de cette règle générale. La femme y est beaucoup plus prédisposée que l'homme. Nélaton en a fait la remarque pour les tumeurs de la fosse iliaque, et plus récemment Guyon, dans sa thèse d'agrégation, l'a étendu à toutes les tumeurs fibreuses en général.

Ces tumeurs peuvent être contenues dans le sac dartoïque de Broca, qui leur impose jusqu'à un certain point sa forme et ses connexions. C'est ce que Morpain a voulu faire ressortir dans sa thèse sur l'anatomie et la pathologie des grandes lèvres (1852). La chose est vraie surtout pour les tumeurs liquides que cet auteur avait seules en vue : mais on conçoit que les tumeurs solides, quand elles n'ont pas acquis un certain développement, quand elles sont pédiculées, doivent être mobiles de haut en bas, et non d'arrière en avant ; c'est ce que nous avons parfaitement constaté dans notre observation V. C'est une loi générale en pathologie, que, quand, dans une région, des tumeurs ont une forme et des rapports constants, il faut en chercher l'explication dans les dispositions anatomiques de cette région. La réciproque est vraie. M. Broca (1) est le premier qui ait appelé l'attention des chirurgiens sur ces détails anatomiques; qui expliquent pourquoi les hernies inguinales suivent toujours un trajet oblique chez la femme au lieu de prendre une autre direction.

« Qu'on se figure, dit Morpain, son élève (*loc. cit.*), une bourse membraneuse à goulot long et étroit, et à fond aplati ; qu'on l'introduise par la pensée entre la peau et l'aponé-

(1) Bul. de la Soc. anat., vol. XXVI. p, 92.

vrose, périnéale superficielle, de telle sorte que son fond soit tourné vers la fourchette, et que son ouverture dirigée en haut et en dehors, vienne aboutir à l'anneau inguinal externe, et on aura une idée exacte de ce sac. »

Plus loin, page 37 ; tout ce qui sort par le canal inguinal se trouve nécessairement emprisonné dans ce sac. Cependant on voit quelquefois, quand les deux piliers de l'anneau sont écartés, la hernie inguinale, au lieu de pénétrer dans la grande lèvre, se diriger vers la partie supérieure de la cuisse, au devant de l'anneau crural (1) (Nélaton).

Ainsi on trouve dans le sac dartoïque de Broca, des tumeurs fibreuses, qui quand elles sont petites, sont mobiles de haut en bas, et très-peu d'arrière en avant. Elles se sont développées sur place, ou elles ont été chassées du canal inguinal pendant un effort comme dans notre obs. V. Ces conditions doivent rendre l'enucléation de ces tumeurs facile; c'est en effet, un autre de leurs caractères communs. Toutefois, des adhérences ont pu s'établir entre elles, et les parois qui les contiennent sous l'influence d'irritations répétées.

Nous avons dit que les fibromes peuvent s'implanter sur les faisceaux terminaux du ligament rond. Personne n'a signalé les tumeurs fibreuses de cet organe ; c'est en faisant des recherches dans ce sens, que nous avons été conduit à faire la thèse que nous présentons à nos juges.

Cependant Paletta (2), dans une de ses observations *de hytes* du canal de Nuck, parle d'un renflement de ce ligament vers l'anneau inguinal externe.

(1) *Nélaton* pathologie chirurg. t. II.
(2) Sull. idvocell delle donne mène; d'ell' instit. stal.

Obs. II. — Fibrome du ligament rond.

Tumeur située à la partie supérieure de la grande lèvre gauche, du volume du poing. L'épaisseur de ses parois ne permet point de juger si son contenu était de nature liquide ou solide; toutefois, la percussion donne la sensation de l'existence d'un fluide. Incision suivant la longueur; issue d'une quantité abondante de sérosité limpide. La face interne de la cavité est tapissée par une membrane épaisse qu'il fut aisé d'isoler des parties environnantes, et qu'on coupa au voisinage de l'anneau inguinal. Là, l'instrument rencontra un petit corps dur, dont la section causa beaucoup de douleurs à la malade. L'incision partielle de ce renflement ligamenteux permit de distinguer l'anneau inguinal dans lequel on pouvait introduire l'extrémité du doigt, et fit reconnaître que ce corps dur n'était pas autre chose que la partie restante du ligament rond. Après quelques accidents locaux et généraux, la guérison est survenue.

Ce petit organe, on le sait, est formé dans sa portion intra-pelvienne de fibres musculaires lisses et striées. Les premières ne se trouvent qu'à la partie postérieure, et se continuent avec les fibres de l'utérus. Les fibres striées signalées par Rouget, ne se trouvent qu'à la partie antérieure; mais elles ne franchissent pas l'anneau inguinal. Les éléments qui le constituent dans la grande lèvre sont des fibres élastiques, des fibres de tissu conjonctif, des nerfs et des vaisseaux. On le voit se terminer par un certain nombre de petits faisceaux à la partie supérieure des grandes lèvres.

Nous ne croyons pas comme Humbert (loc. cit.) « que le ligament de Nuck se prolongeant à peine dans le canal inguinal de la femme, il ne puisse en être question à titre de partie constituante de la grande lèvre. » Il traverse bien manifestement le goulot du sac dartoïque. Si les auteurs s'en sont peu occupés, on a pourtant signalé le varicocèle, la phlébite, l'adénite.

La présence des lymphatiques a été niée par Alphonse

Guérin (1). Nous ne sommes pas compétent pour juger cette question, mais nous devons faire remarquer que Rainey (2), dans son étude sur la structure du ligament rond, admet comme fréquente l'existence d'un ganglion vers l'anneau inguinal externe. Hunter avait déjà décrit une lymphite de la vulve, qui s'étendrait le long des ligaments ronds, et des bubons vénériens siégeant au point où ces ligaments entrent dans l'abdomen, mais jamais au-delà. Morpain (*loc. cit.*) a trouvé deux fois un petit ganglion lymphatique obstruant l'anneau inguinal externe, et faisant saillie à moitié dans le canal inguinal, à moitié dans le sac dartoïque (3).

Obs. IV. (Personnelle). — Fibrome du ligament rond

Madame M..., âgée de 26 ans, entre, au commencement de février, dans le service de M. Verneuil, salle Saint-Augustin, n° 15. Cette malade, bien réglée depuis l'âge de 15 ans, a toujours joui d'une bonne santé. Elle a eu un enfant pour la première fois il y a trois ans ; l'accouchement a été laborieux. C'est six mois après qu'elle s'est aperçue qu'elle portait dans la région inguinale droite une petite tumeur qui avait alors le volume d'une noisette. Cette tumeur a augmenté peu à peu et est devenue douloureuse. Elle a acquis lentement le volume d'une noix, qu'elle n'a pas dépassé depuis environ six mois.

Aujourd'hui, on lui trouve les caractères suivants : elle siége à la partie supérieure de la grande lèvre droite, au niveau de l'orifice externe du canal

(1) Maladies des organes génitaux de la femme, 1864, p. 42.

(2) Philosophical transactions of London, 1850.

(3) La portion intra pelvienne de ce ligament peut être aussi le siége de tumeurs fibreuses. Un cas en a été présenté récemment à la Soc. d'accouchement d'Edimbourg. (Mathews Duncan. Edimburgh medical, mars 1876.) L'observation en est courte ; nous la rapportons en entier, car en même temps que nous observions un fibrome extra-abdominal du ligament rond le Dr Duncan, observait un exemple de fibrome intra-pelvien.

Obs. III. — Fibrome du ligament rond.

« M. le Dr Duncan, montre un exemple de tumeur fibreuse du ligament inguinal ; elle est mobile sous la peau, aplatie, bosselée, très-dure, irréductible. Elle a toujours eu ces caractères, au dire de la malade. La toux n'y détermine aucun changement apparent ; pas de battement ni d'expansion dans l'effort, la peau a conservé sa coloration normale, pas d'inflammation. De temps en temps, la malade y sentait des picotements, quelquefois des élancements. A chaque époque menstruelle, elle éprouvait des douleurs assez vives. L'exacerbation de ces douleurs à chaque époque était relativement considérable.

Il y a deux mois, l'aggravation de ces douleurs par la marche et la fatigue amène cette malade à l'hôpital.

Quelle est la nature de cette tumeur ?

On ne trouve nulle part d'hypertrophie ganglionnaire, pas de diathèse scrofuleuse ni syphilique, pas la plus petite écorchure, aux membres inférieurs ni aux parties génitales externes ; quelques douleurs irradiées dans la cuisse. Le siége permettrait d'admettre une hernie ; en tout cas, ce n'est pas une entérocèle. C'est peut-être un épiplocèle, mais la dureté de la tumeur, l'absence d'adhérences et de retentissement du côté du tube digestif, ne permettent guère de croire à un épiplocèle.

Le siége de la tumeur doit faire songer encore à une hernie de l'ovaire ou de la vessie. La hernie de l'ovaire serait accompagnée d'ovarite et de métrite avec douleur s'irradiant dans tout le bassin, sinon d'une manière permanente, au moins à la pression, tandis que nous avons vu qu'elle s'est développée sourdement sans douleur au début et qu'elle n'avait d'abord que le volume d'une petite noisette.

Il faut bien remarquer que la tumeur siége à la partie supérieure de la

rond. La tumeur a le volume et la forme d'un œuf de poule, elle est tout à fait libre devant le ligament large du côté droit. Le ligament rond du même côté peut être suivi sur sa surface. On le voit se terminant sur sa capsule. Son pédicule était court, environ large d'un quart de pouce. La structure de la tumeur était celle d'un fibrome, dense, avec de nombreuses portions crétacées près de son centre. Elle est entourée d'une capsule fibreuse provenant du ligament rond. Le Dr Duncan fait observer qu'une semblable tumeur était intéressante au point de vue pratique comme pouvant être confondue avec l'ovaire pendant la vie. »

On peut rapprocher de cette obs. celle de Walter, (Neber fibrose Korper. page 16.)

C'était un calcul oval, jaune blanchâtre, provenant du ligament rond droit d'une femme de 36 ans. Il avait 1 pouce 9 lignes de long, 1 pouce 2 lignes d'épaisseur, et il pesait 5 drachmes et 2 1/2 scrupules.

grande lèvre, qu'elle est indépendante de la peau et qu'elle s'est développée dans le canal de Nuck, s'il existe, ou au moins à la partie supérieure du sac dartoïque de Broca. Le point de départ est donc dans les éléments cellulo-fibreux de cette région. Enfin, elle ne ressemble pas à un de ces kystes qu'on observe assez souvent dans le sac de Broca ; pas de fluctuation ni de transparence.

Malgré l'examen minutieux du malade, M. Verneuil n'a pas voulu poser un diagnostic, car il avait affaire à une tumeur qui n'a pas encore été décrite ; néanmoins, il jugea que l'opération était indiquée, et il la pratiqua le 16 février.

Opération. — La peau a été coupée, puis le tissu cellulaire ; une petite artère ayant été divisée, on en fit la ligature. Alors M. Verneuil tomba sur la tumeur ; pour s'assurer de sa nature, il fit une ponction exploratrice qui fit sortir quelques gouttes de sérosité infiltrée dans son épaisseur, mais on ne trouva pas de poche kystique. Il fut facile d'énucléer la tumeur qui resta pédiculée. M. Verneuil put dès ce moment annoncer à ses élèves qu'elle avait pour point de départ un des prolongements fibreux du ligament rond. Quelques précautions furent prises en vue des vaisseaux qui pouvaient exister. Le pédicule fut saisi avec une pince du côté de sa racine et l'incision fut faite en avant.

La malade fut pansée suivant la méthode de Lister. D'abord deux séries de sutures furent appliquées avec des fils métalliques, les uns introduits profondément, et les autres superficiellement. On les fixe suivant une méthode très simple, en introduisant les deux extrémités du fil dans les trous d'un bouton de chemise, puis dans un trou pratiqué dans un grain de plomb. On pousse le tout jusque sur les bords de la plaie et on fixe le bouton en écrasant avec une pince le grain de plomb, après avoir pratiqué la constriction nécessaire. Un tube à drainage fut introduit à la partie inférieure ; partout ailleurs, on tenta la réunion immédiate.

Point de complications immédiates ni consécutives. Cependant, dans les jours qui suivirent l'opération, on vit tout autour de la plaie une zone inflammatoire qui a bien vite disparu.

La température se tient pendant quelques jours vers 38°, sans oscillations bien marqués entre le soir et le matin. Le 19, elle se plaignait d'insomnie quoique n'éprouvant pas la moindre douleur. Un peu de sulfate de quinine ramena le sommeil pendant que la température tombait à 36°8, le 22.

23. On fait maintenant un pansement simple à la glycérine. Le drain est

tombé, on ne le remet pas; les deux bords de la plaie sont presque complètement réunis.

25. Pas d'albumine dans les urines, on en a trouvé un nuage il y a quelques jours. On a purgé la malade hier; elle se plaint toujours d'agitation et d'insomnie que le sulfate de quinine avait calmées un instant. On lui donne un grand bain.

27. Les règles sont revenues avec une avance de quelques jours, mais dans des proportions normales. Ce matin, elle se plaint de quelques élancements dans la partie inférieure de la grande lèvre et le long de l'arcade crurale. Rien au niveau de la plaie, qui est complètement cicatrisée.

10 mars. La malade quitte l'hôpital dans l'état suivant : Bonne santé générale, mais elle accuse encore des douleurs au niveau de la plaie quand on cherche à remuer la base du noyau cicatriciel. En même temps, elle ressent des douleurs au-dessus du ligament de Fallope, vers l'anneau interne du canal inguinal, et un peu dans la fosse iliaque droite; mais, au dire de la malade, ce ne sont plus les mêmes douleurs qu'autrefois. Elles sont assez continues et ne présentent pas d'exacerbation dans la station debout. Enfin, elles n'ont pas été plus fortes pendant la menstruation. L'examen histologique de cette tumeur nous a été communiqué par M. le Dr Nepveu, chef du laboratoire.

« Examinée au microscope après avoir été durcie dans l'alcool, cette tumeur offre tous les caractères d'un fibrome pur : trame dense et serrée, sérosité facilement exprimable à la pression; cellules fusiformes minces et étroites, fibrilles conjonctives en faisceaux irréguliers ou ramassés en tourbillons. Tels sont ses principaux caractères; aucun élément d'ailleurs qui puisse faire soupçonner l'origine de cette tumeur aux dépens du ligamen rond. »

A côté de cette observation, nous en plaçons une autre qui doit être de même nature. Mais, la malade n'ayant pas voulu se soumettre à une opération, nous n'avons pas eu la confirmation de notre diagnostic. Elle avait probablement subi une transformation calcaire si on en juge au moins par sa consistance, de sorte qu'on pourrait l'appeler comme celle de Walter, un calcul du ligament rond.

Obs. V. (Personnelle). — Fibrome du ligament rond.

Mme B. femme de ménage, 45 ans, bonne constitution. M. Desnos voit cette malade à sa consultation, et la montre à M. Verneuil, comme portant une tumeur de l'aine d'un diagnostic délicat ; cette malade a toujours joui d'une bonne santé, réglée régulièrement, elle a eu deux enfants, le dernier il y a douze ans. Ces accouchements n'ont laissé aucune affection utérine. Ce n'est qu'il y a quatre ans et demi, qu'elle s'est aperçue qu'elle avait à la grande lèvre droite, une petite tumeur qui glissait sous le doigt, comme aujourd'hui. Elle l'attribue à un effort qu'elle aurait fait dans la matinée. Elle ne sentit rien dans l'aine, ne s'aperçut de rien sur le moment, ce n'est que par hasard qu'elle sentit en se couchant une petite tumeur qui avait alors le volume d'un noyau de cerise. Elle raconte très-nettement que pendant les huit premiers jours, elle put la faire disparaître à volonté, c'est-à-dire la faire rentrer dans le canal inguinal ; mais à peine était-elle debout que la tumeur reparaissait au dehors. N'en souffrant nullement, elle ne s'en occupa pas. Sa menstruation a toujours été régulière et ses pertes sont peu abondantes depuis déjà une dizaine d'années ; jamais elles n'ont déterminé de douleurs dans la tumeur ni au voisinage. Ce n'est que depuis 7 ou 8 mois que sous l'influence d'un travail plus pénible, elle sent dans l'aine quelques tiraillements, mais point de douleur vive, point d'élancements. La tumeur augmente très-lentement, elle est irréductible depuis longtemps, son volume aujourd'hui est celui d'une noix muscade ; parfaitement ronde, elle a une mobilité très-grande dans le sens de la longueur du sac dartoïque, c'est-à-dire de haut en bas ; mais si on veut la tirer en avant, on trouve une résistance absolue. Elle est donc bridée par un plan aponévrotique, ce qui prouve qu'elle n'est pas sous-cutanée, mais qu'elle est bien contenue dans un sac qui remonte jusqu'à l'orifice externe du canal inguinal. On peut la faire descendre jusqu'à l'union du 1/3 supérieur avec les 2/3 inférieurs de la grande lèvre. Il est impossible de saisir son pédicule, et même de dire s'il y en a un. Elle diffère de celle que nous avons observée par sa forme parfaitement arrondie, l'absence complète d'adhérences, et par une extrême dureté. La pression n'est pas douloureuse et il semble même que la sensation qu'éprouve le malade, ait son siége dans la peau. La palpation de la partie inférieure de l'abdomen, ne fait découvrir rien d'anormal, du côté de l'utérus ou de ses annexes. Par le toucher vaginal, on constate que l'utérus est dans sa position normale.

Discussion. — Instruit par notre première observation, nous songeons à admettre une tumeur fibreuse du ligament rond. Que pourrions-nous admettre ? Une hernie de l'ovaire. L'ovaire d'une femme peut-il passer à travers un canal inguinal non dilaté, a-t-il le volume d'un noyau de cerise. Peut-il sortir sans déterminer la moindre douleur, ni les moindres troubles fonctionnels utérins. Peut-il avoir cette dureté, et être insensible à la pression ? Evidemment non.

Est-ce un de ces petits corps fibreux qui se développent aux dépens des appendices graisseux de l'épiploon et qu'on a décrits sous le nom de corps étrangers sous-péritonéaux ? Ils peuvent subir une infiltration calcaire, et après la destruction de leur pédicule devenir libres dans le péritoine, mais on peut difficilement admettre que notre tumeur ait cette origine, car s'ils sont libres dans l'abdomen, aucune force ne peut les engager dans le canal inguinal ; s'ils sont adhérents, ils entraîneront avec eux une hernie épiploïque. Nous hésiterions plutôt entre un ganglion et un fibrome développé dans la portion inguinale du ligament rond. Nous avons vu que Rainey et Morpain ont observé, en ce point, un ganglion, mais que M. Guérin en nie l'existence. C'est ce qui nous fait pencher vers l'autre hypothèse. La finesse de son pédicule, sa dégénérescence calcaire probable, expliquent l'indépendance absolue que paraît avoir la tumeur.

Obs. VI. — Fibrome de la grande lèvre (1).

M. Betbèze présente une tumeur ovalaire, de la grosseur d'un marron, un peu mamelonnée, blanchâtre, et d'une consistance fibreuse ; recueillie dans le service de M. Demarquay, à la Maison de Santé sur une femme de 27 ans. Ce corps est une véritable tumeur fibreuse d'après l'examen histologique fait par M. Ranvier, et elle a ceci de remarquable, qu'elle a

(1) Bul. de la Soc. anat. 1866, p. 395.

été retirée de la vulve d'une femme, chez laquelle on avait pu croire un instant à un déplacement de l'ovaire. La tumeur en effet par sa forme et sa consistance peut être comparée à cet organe.

Cette tumeur nous paraît avoir tous les caractères de celles des deux observations précédentes; comme sa nature fibreuse a été démontrée par l'examen histologique, nous sommes tout porté à croire que c'est un fibrome du ligament rond comme dans l'observation IV. L'uniformité de siége et de nature permet d'admettre comme possible que ces deux tumeurs ont le même point de départ.

Obs. VII. — Sarcome développé dans la grande et petite lèvre gauche par Boissier, interne. (1).

La nommé L... concierge 42 ans. Entre le 6 sept. 1874 à l'Hopital des Cliniques supplée service de M. Broca, par M. Terrier, pour une tumeur développée dans l'épaisseur des grandes et petites lèvres gauches. Elle date de 3 ans 1|2. Au début, elle était grosse comme un pois, faisant saillie à la face intérieure de la petite lèvre au tiers inférieur. Elle était dure, prurigine use A la fin de la première année, elle avait atteint le volume d'une noisette toujours très-dure, indolente, non prurigineuse. La 2° année, son développement ne fait pas beaucoup de progrès ; mais en 1874, elle s'accroît rapidement, la marche devient pénible. Au mois d'août, la base de la tumeur s'ulcère, et la malade entre à l'hopital le 7 septembre.

Etat actuel : Tumeur dure, rénitente, pédiculée, occupant les 2|3 inférieurs des deux lèvres. Effilée à la partie supérieure, arrondie, évasée à la partie inférieure où l'on trouve deux ulcérations de la largeur d'une pièce de 5 fr.; le tissu de la tumeur fait hernie à travers les ulcérations ; et présente un aspect framboisé, rougeâtre, laisse suinter un liquide séro-sanguinolent. Le bord antérieur est arrondi ; les faces au nombre de deux regardent l'une en dedans l'autre en dehors. La peau est saine en dehors, la muqueuse en dedans. Les ganglions iliaques sont pris des deux côtés. L'état général est des meilleurs. On ne trouve rien à noter dans le passé de la malade, ni dans ses antécédents.

12 septembre. M. Terrier fit l'ablation de la tumeur. Une incision ver-

(1) Bull. de la Soc. anat., 1874, 6 oct.

ticale est pratiquée sur le bord antérieur, l'énucléation est des plus faciles. Le pédicule est tordu, deux petites artérioles donnent et sont liées, Restait encore un tissu qui paraissait suspect, remontant par un cordon que l'on sentait très-bien vers le haut du vagin, le long de la paroi latérale. M. Terrier en prend le plus qu'il peut dans l'anse de l'écraseur, et achève ainsi l'opération. Un tampon de charpie imbibée d'une solution phéniquée est placé dans la cavité formée par les deux bords de la plaie.

Aujourd'hui 1er octobre, la malade encore dans les salles va très-bien. La plaie est presque cicatrisée, rien d'anormal n'est venu troubler l'état général ou local de l'opérée.

Un examen histologique fait sur des coupes fraîches de la tumeur vers le pédicule et la partie ulcérée, a montré un tissu embryonnaire jeune, et des éléments interposés entre les cellules, ce qui au premier abord avait fait admettre l'existence d'un sarcome embryonnaire. Un nouvel examen pratiqué au laboratoire d'histologie du collége de France a fait voir que la structure de la tumeur est différente. Pour M. Ranvier, les éléments qui dominent sont ceux d'un fibrome jeune en voie de développement. La présence de fibres cellules musculaires est restée douteuse, de sorte que l'on ne paraît pas avoir affaire en ce cas à un fibro-myome, comme cela s'est rencontré plusieurs fois dans ces sortes de tumeur.

Nous retrouvons dans cette observation tous les caractères de nos tumeurs fibreuses ; tumeur arrondie, indolente, dure, pédiculée. Notons un symptôme que nous retrouverons dans deux autres observations (XII, XIV). Nous voulons parler d'une ulcération siégeant à la face interne, là où la tumeur frotte contre les lèvres du côté opposé. Ces frottements et l'humidité des tissus expliquent amplement la production d'une inflammation qui ne tarde pas à modifier l'aspect de la tumeur. Une ulcération se produit, des bourgeons rougeâtres, livides, exubérants et couverts d'un liquide sanieux, donnent à la tumeur un mauvais aspect. On songera à cette cause mécanique pour ne pas se laisser induire en erreur.

Il nous reste à parler d'une variété de tumeur qui, née dans la cavité abdominale, est venue se loger à travers le canal inguinal dans le scrotum. Cette tumeur singulière tenait à l'épiploon par trois pédicules fibreux. Il est inutile de dire que cette tumeur peut se trouver chez la femme comme chez l'homme.

Obs. VIII. — Tumeur fibreuse de l'aîne venant de l'épiploon. (1).

Tumeur située au niveau de l'anneau inguinal externe, et qui fut prise pour une hernie, elle existait depuis 15 ans chez un homme, auquel on avait conseillé l'application d'un bandage herniaire, lorsque récemment survinrent des douleurs dans le bas ventre, et des vomissements. Le malade entre à la maison de santé. On reconnaît des accidents d'étranglement, et le taxis prolongé n'ayant amené qu'une légère diminution de la tumeur, l'opération fut résolue et pratiquée par M. Malgaigne, la peau et l'aponévrose ayant été incisées avec précaution, on tomba sur la tumeur formée de parois très-épaisses, fibreuses, et qui à son centre, offrait une légère cavité contenant un peu de liquide séreux. On ne vit aucune communication avec la cavité abdominale. La tumeur paraissait provenir de l'intérieur du canal inguinal. Elle fut extirpée au niveau de l'anneau inguinal externe. On emporta en même temps le testicule de ce côté qui adhérait à la partie inférieure. Le lendemain le malade mourut, le péritoine contenait de petits flocons purulents, et on vit alors que la tumeur extirpée, suivant le trajet du canal inguinal, tenait à l'épiploon par 3 pédicules fibreux.

Obs. IX. — Tumeur fibro-plastique des grandes lèvres (2).

Femme de 27 ans, de la Nièvre, bonne constitution, réglée à 17 ans. Il y a 5 ans, montée sur un arbre elle tomba à califourchon sur une branche et éprouva une vive douleur: une large ecchymose apparut aux parties génitales, et 15 jours après, une tumeur grosse comme une noisette se développa dans l'épaisseur de la grande lèvre droite. Dans l'esprit de la malade, cette chute se lie étroitement avec l'apparition de la tumeur. Elle s'accrut lentement, en mars 1871 elle était grosse comme un œuf de poule. A cette époque survint une grossesse : dernières règles le 19 mars 1871, alors la tumeur était grosse comme la tête d'un fœtus à terme, absolument indolore et arrondie.

(1) Decoux. Soc. anat., 1837, p. 270.
(2) Tarnier, Soc. de chirurgie, séance du 6 mars 1872.

La peau qui la recouvre était mobile, très-épaisse, d'apparence éléphantiasique. La consistance était molle ; je crus même y reconnaître la fluctuation, et je diagnostiquai un kyste à parois épaisses. M. Blot qui la vit, partagea mon opinion. M. Depaul mit en doute l'existence du liquide.

Elle était limitée à la grande lèvre droite, sans prolongement, sans pédicule. Une opération parut dangereuse; sous l'influence du repos, la tumeur diminua. L'accouchement eut lieu le 19 janvier sans difficulté. Après l'accouchement, la tumeur diminua rapidement, et fut réduite à la moitié du volume qu'elle avait acquis, puis elle resta stationnaire. Quand tout écoulement lochial eut cessé, je fis deux ponctions exploratrices, et je reconnus que la tumeur était entièrement solide. Je fis l'ablation de la tumeur le 4 mars, avec facilité. Le poids de la tumeur est de 470 grammes, on y voit de longs prolongements qui plongent en arrière de la masse principale, leur énucléation fut facile. La tumeur est formée d'un tissu blanchâtre sur lequel on voit des fibres disposées en faisceaux irréguliers.

5 mars. La malade a de fréquentes envies de vomir, elle est pâle, abattue ; la forme de la plaie est celle d'une vulve ; pansement à l'eau-de-vie camphrée.

6 mars. Vomissements bilieux, le lambeau interne est sphacélé dans une partie de son étendue, on y remarque deux eschares larges comme une pièce de 2 fr. Ipéca.

9 mars. Les vomissements ont disparu : l'état général est mauvais. On panse la plaie avec poudre de quinquina.

11 mars. La surface de l'incision est couverte par des pellicules blanchâtres, diphthéritiques trés-adhérentes; odeur fétide. On panse avec du jus de citron.

12 mars. Quelques petits frissons irréguliers.

15 mars. La gangrène ne fait pas de progrès, frissons violents à minuit, la malade est très-affaissée. Sulfate de quinine 50 centigrammes.

16 mars. Rougeur éryésipélateuse à la partie supérieure de la cuisse droite. Plusieurs vomissements. Purgatif.

20 mars. L'érysipèle pâlit, l'état général devient meilleur. A partir de ce moment, la malade a été de mieux en mieux, et elle est sortie guérie, (1).

Cette observation est intéressante à plus d'un titre, elle a succédé à un traumatisme, à un épanchement sanguin,

(1) On trouve la photographie de cette remarquable tumeur dans la revue photographique des hôpitaux de Paris, 1872, p. 178.

à un thrombus de la grande lèvre, et on peut se demander si elle n'a pas eu pour point de départ un caillot fibrineux, comme Nonat en a émis l'hypothèse, en parlant des tumeurs fibreuses décrites par Vidal (de Cassis). Il est certain qu'on voit assez souvent la résorption d'un caillot se faire incomplètement, et une petite tumeur dure persister à sa place; de même une séreuse enflammée sécrète une lymphe susceptible d'une organisation plus ou moins avancée. Nous avons recueilli, dans le service de M. Verneuil, une observation dans laquelle on voit qu'une petite tumeur solide a succédé à un kyste de la région inguino-vulvaire, guéri par une injection de teinture d'iode.

Ne peut-on pas admettre ici que cette transformation du tissu cellulaire en tissu fibreux, soit provoquée primitivement par un travail irritatif dans le lieu même où se développe cette production. Cette irritation peut être causée par un coup. On voit souvent les malades attribuer à un traumatisme le développement de leur tumeur. Tout en tenant compte de leur exagération naturelle, nous sommes porté à admettre dans l'étiologie de ces tumeurs, l'influence d'une hyperémie accidentelle et pathologique, du tissu cellulaire aux dépens duquel elles se développent. De même nous allons admettre l'influence de la congestion physiologique qui accompagne la grossesse.

L'observation de M. Tarnier, en effet, est encore intéressante parcequ'elle coïncide avec une grossesse, et qu'elle subit, d'une manière très-évidente, l'influence de l'utérus. Nous le constaterons aussi dans notre obs. XIV. Enfin dans l'obs. V nous avons vu l'influence de la menstruation sur le volume et la sensibilité d'une tumeur fibreuse du ligament rond. Il est vrai qu'on peut dire que le ligament rond est encore plus intimement lié à l'utérus par sa circulation que le reste de la grande lèvre.

West, Virchow, ont fait connaître que la grossesse est une des conditions qui favorisent le plus le développement des fibromes utérins ; MM. Guyon, Depaul, Bailly, qu'elles augmentent de volume pendant la menstruation et la grossesse. M. Verneuil a vu une tumeur éléphantiasique de la grande lèvre qui devenait très-sensible au moment des règles, sans augmenter toutefois sensiblement de volume. Du reste la grande lèvre est comprise dans ce que M. Guéniot a appelé dernièrement, à la société de chirurgie, la sphère génitale (1).

Les retentissements de la congestion cataméniale peuvent se faire sentir bien loin de l'appareil utéro-ovarien. On l'a signalé surtout dans les mamelles et dans les reins.

Ils témoignent combien cette fonction génératrice a de racines profondes dans toute l'économie, combien elle se généralise dans l'organisme, et donne ainsi le sens du célèbre aphorisme d'Hippocrate « *propter uterum mulier est quod est.* »

Nous retrouvons cette idée exprimée dans la thèse de M. le Dr Salesses (2). Il cite un fibrome péripelvien observé dans le service de M. Broca, qui avait au commencement de la grossesse le volume d'une pomme, et qui à la fin était devenu plus volumineux qu'une tête d'adulte. Il dit page 52 : « Nous ne serions pas éloigné de croire que la cause de cette rapidité relative, est l'état congestif des organes génitaux de la femme. Il serait intéressant de savoir ce qu'elles deviennent à l'époque de la ménopause... Peut-être resteraient-elles stationnaires comme les fibromes utérins ; il est au moins rationnel de le penser ou de supposer qu'elles se développeraient très-lentement, qu'elles se trouveraient placées dans le cas de fibromes chez l'homme.

(1) Discussion sur l'influence du traumatisme sur la grossesse. juin. 1876.
(2) Etude sur les tumeurs fibreures peripelviennes. Paris. 1876.

Mais on ne peut s'aventurer dans cette voie, les observations manquent. »

Nous sommes heureux d'apporter une confirmation à un fait intéressant qui nous paraît aujourd'hui hors de doute. Ainsi trois variétés de tumeurs fibreuses peuvent se trouver dans le sac dartoïque de Broca. Les unes peuvent se développer sur place, soit aux dépens des faisceaux terminaux du ligament rond, soit aux dépens du tissu propre du sac lui-même. Les autres prenant naissance dans le canal inguinal ou dans la cavité abdominale peuvent faire hernie comme les viscères abdominaux et se développer à la partie supérieure de la grande lèvre.

Nous devons ajouter qu'un fibrome de la grande lèvre peut avoir pour point de départ le périoste qui tapisse le squelette de la région. Quoique nous n'en ayons point d'observation, nous admettons *a priori* qu'il peut en exister. M. Salesses, dans sa thèse sur les tumeurs fibreuses péripelviennes, tout en généralisant plus que Nélaton qui avait déjà décrit les tumeurs fibreuses de la fosse iliaque ne signale pas celles de la branche descendante du pubis ; mais elles peuvent exister là comme à l'épine iliaque antérieure, à l'ischion, etc.

Obs. X. — Tumeur fibro-graisseuse de la grande lèvre droite (1).

Mlle D., 24 ans, forte constitution, jouit d'une santé parfaite ; ses règles toujours régulières et abondantes, sont accompagnées d'un grand malaise douleurs de reins, vomissements.

Il y a cinq ans, elle fit une chute sur un vase de porcelaine qui se brisa. Les bords tranchants lui coupèrent la grande lèvre droite. C'est à cette blessure que la malade attribue le développement de la tumeur qui l'amène à la maison de santé. Quoi qu'il en soit, elle découvrit il y a un an sous la cicatrice une petite tumeur grosse comme une noisette, molle, un peu élastique, roulant sous le doigt, indolore.

(1) Demarquay. Soc. de chirurg., 13 juillet, 1864.

Cette tumeur augmenta peu à peu et arriva, en janvier dernier, au volume d'une noix. Maintenant (juillet), elle a tout à fait l'apparence et les dimensions d'un scrotum. Elle est suspendue au milieu de la grande lèvre, sans ligne de démarcation.

La peau est flasque, normale, privée de poils, très-riche en follicules sébacés qui donnent naissance à de nombreuses petites tannes. En la palpant, on sent quelques nodosités ou lobules, sensation qui rappelle celle du varicocèle. La tumeur ballotte entre les fesses de la malade. Elle est sujette à des variations de volume augmentant par la marche, les fatigues, et à chaque époque menstruelle. Alors, elle paraît se remplir de masses graisseuses inégales qui se dessinent et peuvent être vues et palpées à travers les téguments. Quelquefois elle diminue par le retrait de son contenu ; la peau devient alors flasque et ridée, et les parois opposées peuvent s'appliquer l'une contre l'autre. Le 4 juillet, la tumeur est enlevée avec des ciseaux, réunion par première intention.

Obs. XI. — Obstruction intestinale causée en deux points différents par deux tumeurs des ovaires, tumeur-lèvre semblable de la grande (1).

Mme X., âgée de 38 ans, entre dans le service de M. le professeur Bouillaud avec des symptômes d'étranglement intestinal, ventre ballonné, douloureux, brûlant. Elle vomit des matières porracées depuis quatre jours. Pas d'évacuation par le rectum. Depuis longtemps la malade avait des alernatives de constipation et de diarrhée.

A l'examen, on reconnaît, dans l'aine droite, et descendant jusqu'à la grande lèvre, une tumeur allongée et à grand diamètre parallèle au trajet du canal inguinal. Cette tumeur est formée de deux parties: l'une, fluctuante, est située près de l'anneau superficiel, et l'autre, à la fois dure et bosselée, occupe l'épaisseur de la grande lèvre. Ni l'une ni l'autre ne sont réductibles. Elles sont indolores ; son mat à la percussion, ne participant pas à la température surélevée de l'abdomen. Enfin, elles ne paraissent pas avoir de prolongement dans la cavité du ventre. Aussi rejette-t-on l'idée d'une hernie et on admet que la cause des accidents d'obstruction doit résider plus haut.

En palpant l'abdomen, on découvre en effet l'existence d'une tumeur volumineuse située au-dessus du pubis, tumeur que le cathétérisme vésical

(1) *Annales de gynécologie* T. I., 1872. Rapport de M. Guéniot sur une observation envoyée par un externe des hôpitaux, M. de Boyer.

ne fait pas disparaître. Au toucher, on trouve que les culs-de-sac vaginaux sont comblés par une masse dure et bosselée, que l'ampoule rectale est très-dilatée et qu'au-dessous l'intestin est complètement aplati par une tumeur. Pas de suintements ichoreux, ni de cachexie cancéreuse. On diagnostique des fibroïdes sous-péritonéaux. L'autopsie vient confirmer ce diagnostic.

L'examen histologique, fait par M. Ranvier, montre que ces tumeurs sont composées par du tissu fibreux pénétré d'incrustations calcaires. La tumeur de l'aine est formée par une hydropisie ou kyste du canal de Nuck (?) et par une masse fibreuse dure, calcifiée, en tout et semblable aux tumeurs des ovaires. Toute l'attention fut portée sur les tumeurs intra-abdominales et on a passé sous silence l'implantation de la tumeur de l'aine. Il n'est pas impossible que des tumeurs semblables prennent simultanément naissance sur les annexes de l'utérus et dans la grande lèvre.

Cette tumeur, quand elle avait un petit volume, a-t-elle fait hernie à travers le canal inguinal et s'est-elle développée à l'extérieur ? Nous sommes porté à l'admettre, à cause de son siége, de l'existence au-dessus d'elle d'un kyste séreux; enfin, à cause de la non-réductibilité que l'auteur a signalée et qui prouve qu'il a songé à une tumeur herniée ; elle aurait entraîné un sac péritonéal qui se serait obstrué et rempli de liquide. Nous ne saurions nous prononcer sur l'origine de cette tumeur.

Obs. XII. — Fibro-myome des grandes lèvres, par Marcano, interne. (1).

Tumeur de la partie supérieure de la grande lèvre. — Elle envoie un prolongement entre le vagin et le rectum, ce qui en rend l'énucléation un peu laborieuse. Examen de la tumeur : Tumeur de forme ovoïde, recouverte d'une enveloppe solide. La coupe présente un aspect changeant ; ici des îlots arrondis, incolores, comme transparents, ou bien gris, ou d'un gris rougeâtre, correspondant à la coupe transversale des faisceaux fibreux. Là, des portions étalées, irrégulières, allongées, plus blanches, brillantes, presque nacrées, suivant la coupe longitudinale des faisceaux.

Au microscope, on distingue trois sortes d'éléments principaux : 1° des faisceaux de fibres du tissu conjonctif dirigés en tous sens ; 2° des cellules plates de tissu conjonctif appliquées contre les faisceaux de tissu fibreux. Dans certains points, des cellules en amas considérables indiquent une prolifération abondante; elles sont reconnaissables à leur contenu granu-

(1) Bul. de la Soc. anat., 1873, p. 388.

leux, etc.; 3° des fibres-cellules ou fibres musculaires lisses, généralement isolées, non réunies en faisceaux proprement dits, mais assemblées quelquefois en grand nombre sur le même point, à direction très-variée, parallèles ou perpendiculaires aux faisceaux fibreux; 4° des vaisseaux pour la plupart veineux.

Obs. XIII. — Fibro myome de la grande lèvre, par Eug. Monod, interne (1).

Madame X., âgée de 30 ans, entre à l'hôpital Cochin, service de M. Després. Cette malade, dont l'état général est très bon, s'est mariée à 20 ans; elle a eu trois grossesses. C'est dans le cours de la troisième, il y a six ans, qu'elle s'aperçut pour la première fois qu'elle portait sur la grande lèvre gauche, près de la commissure postérieure, une grosseur du volume d'une noix. Son médecin, croyant avoir affaire à un abcès, l'incisa; il ne sortit que du sang. Depuis lors, la tumeur subit un développement lent et progressif, sans douleur, n'occasionnant qu'un peu de gène. Au moment où la malade entra à l'hôpital, la tumeur présentait un volume double de celui qu'elle offre aujourd'hui, ce qui était dû à la présence d'un abcès de la glande vulvo-vaginale, lequel fut incisé. Il en sortit un verre de pus. Il ne resta que la tumeur primitive. Celle-ci occupait toute l'épaisseur de la grande lèvre. Elle était mollasse, dépressible, offrant par place la fausse fluctuation d'un lipome. Tout à fait en arrière, près de la commissure postérieure, la tumeur était ulcérée et, par ce point, faisait saillir une languette rougeâtre, de consistance charnue, formée par une hernie du tissu de la tumeur.

L'opération, qui a eu lieu le 20 janvier, a été des plus simples, la tumeur s'étant très-facilement énucléée. Elle ne présentait pas de pédicule Comme elle se prolongeait en arrière jusqu'au rectum, « on a dû la séparer par une dissection peu laborieuse du reste de la paroi de l'intestin. » La tumeur a le volume des deux poings. Elle pèse 570 grammes. A la coupe, elle présente une surface ferme, blanchâtre, irrégulièrement lobulée, rappelant l'aspect des myomes utérins. Ce cas rentre dans la classe des tumeurs de la vulve, que l'on désignait autrefois sous le nom d'éléphantiasis de la grande lèvre, qu'on a appelée encore tumeurs fibros-graisseuses et qu'on a étudiées plus récemment sous celui de fibro-myomes.

L'examen histologique, fait dans le laboratoire de M. Ranvier, a confirmé le diagnostic. Il s'agit d'un fibro-myome.

(2) *Progrès médical*, 29 avril 1876.

Obs. XIV. — Myo-myxome de la grande lèvre, par M. Léon Chardin (1)

Cette tumeur provient d'une femme de 35 ans, soignée par M. le Dr L. Chardin, à Bar-le-Duc, et opérée à l'hôpital de cette ville.

La malade réclame les soins du médecin, le 17 février 1876, pour un accouchement prochain. Mariée depuis plusieurs années, elle a toujours joui d'une excellente santé. Rien de particulier à noter dans ses antécédents. Elle a toujours été bien réglée et a eu, à la suite de couches régulières, deux enfants morts en bas-âge. C'est vers le mois de septembre 1875, à deux mois de sa grossesse, que cette malade a remarqué une petite tumeur du volume d'une cerise, mobile, non douloureuse et siégeant vers la partie moyenne de la grande lèvre gauche. Elle ne serait la conséquence d'aucun traumatisme. L'accroissement de la tumeur, qui avait marché graduellement, était déjà assez notable au mois de décembre pour que la malade ne pût s'asseoir sur une chaise. Au mois de février 1876, elle commença seulement à prendre les conseils du médecin. A cette époque, on constate une tumeur du volume d'un gros œuf de poule, occupant la partie moyenne de la grande lèvre et l'entraînant par son poids vers la partie déclive. La forme est ovoïde, à grosse extrémité regardant en arrière. La coloration diffère de la lèvre voisine par une coloration plus rosée; quelques veines se dessinent à la surface. La peau ne glisse pas sur la tumeur ; elle est adhérente et fortement tendue. La tumeur ne remonte point dans le vagin, mais présente un bord postérieur un peu tranchant. Sur sa face interne ou vaginale, la muqueuse est escharifiée et présente une solution de continuité arrondie, du diamètre d'une pièce de 1 fr. Au palper, la tumeur est résistante, mate à la percussion. Au commencement de mars 1876, une ponction exploratrice est faite dans la tumeur avec un trocart capillaire, une goutte de sang se montre à l'orifice de la canule. La mobilité de la canule permettait de croire à une tumeur liquide et probablement à un thrombus. La canule retirée, il s'échappa environ 100 grammes de sang.

Dans les premiers jours d'avril, quelques hémorrhagies légères se firent par les téguments ulcérés de la tumeur. Dans la nuit du 4 avril, il survint pendant le sommeil une hémorrhagie qui dépassa 1,500 grammes. Un pansement provisoire mit fin à l'hémorrhagie, et la malade entra le lendemain à l'hôpital, en vue d'une extirpation.

Une incision est pratiquée verticalement et parallèlement à la fente vulvaire. La tumeur est énucléée avec les doigts ; les portions sphacelées de la

(1) Soc. anat. Séance du 5 mars 1876.

grande lèvre sont régularisées, et une hémorrhagie veineuse abondante est arrêtée. Un travail suivi d'un accouchement normal se déclare 48 heures après l'opération.

Aujourd'hui, la malade est complètement rétablie.

L'examen histologique de la tumeur a été fait dans le laboratoire de M. Ranvier. C'est un myo-myxome ou plutôt un myome-myxomateux. Elle pèse 310 grammes.

Nos observations XI, XII, XIII et XIV sont des exemples de myomes plus ou moins mixtes, c'est-à-dire composés d'éléments divers, fibro-myomes, myo-myxomes. Nous ne parlerons pas de l'anatomie pathologique de ces tumeurs ; nous avons déjà dit pourquoi. Elle est faite dans tous les traités spéciaux. D'ailleurs l'examen histologique a été fait par ceux qui les ont publiées, de façon à ne laisser aucun doute sur leur nature.

Ainsi, on peut trouver des fibro-myomes dans la grande lèvre. Le fait n'est pas connu depuis longtemps et mérite que nous nous y arrêtions. M, Broca, dans son traité des tumeurs (1) rapporte qu'il a vu chez un homme un fibro-myome, qui s'est développé entre la vessie et le rectum, et qui adhérait particulièrement à la face antérieure de celui-ci. Plus loin le professeur déclare que ces tumeurs peuvent se développer dans l'utérus ou ses annexes ; hors de là, il ne connaît pas d'autre cas que celui qu'il rapporte ; mais il admet comme probable qu'il en existe.

Boyer (*loc. cit.*) signale une tumeur fibreuse des grandes lèvres (et à cette époque les myomes étaient pris pour des fibromes), volumineuse, et envoyant un prolongement très-profondément, ce qui en a rendu l'extirpation très-laborieuse. Nous ferons remarquer que dans nos observations XII et XIII, la tumeur envoyait aussi un prolongement jusqu'au rectum. Il est dit dans l'obs. XIII qu'on a dû séparer la tumeur par une dissection peu laborieuse de la paroi de

(1) T. II. 1869.

l'intestin. Leur point de départ probable est donc dans les fibres lisses de cet organe. Virchow (loc. cit.) dit que les myomes ayant pour point de départ la tunique musculaire de l'intestin, ne sont pas rares; et il ajoute :

« La tumeur se détache facilement du tronc musculaire avec lequel elle n'avait de connexion que dans un point très-limité, de telle sorte qu'en l'incisant, on ne retrouve pas toujours cette connexion, et que l'on soit ainsi conduit à en méconnaître le siége primitif et le point de départ. »

L'examen anatomique de la région vientconfirmer ce que la clinique nous avait permis d'admettre. N'y a-t-il pas, en effet, tout près de la grande lèvre des fibres lisses dans la couche moyenne des parois du vagin. (Kolliker), dans le rectum un peu plus en arrière et dans la vessie.

D'un autre côté on sait qu'il n'y en a pas dans la partie terminale antérieure du ligament rond : le sac dartoïque n'en contient pas davantage.

Mais M. Sappey décrit un dartos des grandes lèvres différent de celui qui est admis par les auteurs. C'est une couche de fibres musculaires lisses sous-jacentes à la peau et intimement unies à celle-ci par leurs deux extrémités. Nous pensons que ces fibres peuvent aussi être le point de départ de myomes.

Cette double origine étant admise, nos tumeurs se développeront tantôt dans un tissu cellulaire assez dense, situé sur les côtés du vagin, tantôt immédiatement sous la peau. Bridées en arrière par les plans musculo-fibreux du périnée, dans le premier cas, elles se portent en avant dans la grande lèvre ; dans le deuxième cas, elles sont primitivement superficielles. Des tumeurs liquides comme le thrombus vaginal (Depaul, Malgaigne) (1) peuventbien rompre quelques feuillets aponévrotiques, et gagner la grande lèvre. La chose n'est donc pas impossible à des tumeurs solides.

(1) Traité d'anat. chirurg., Paris, 1859, T. II.

SYMPTOMES ET DIAGNOSTIC.

Il nous reste à résumer les symptômes qui nous permettront de reconnaître nos diverses tumeurs. Ils sont assez différents de ceux qui appartiennent aux tumeurs liquides. Néanmoins il faut se rappeler qu'une tumeur liquide peut masquer une tumeur solide ; le diagnostic de celle-ci deviendra alors très-difficile, surtout si c'est un fibrome qui évolue lentement et sourdement, et qui ne se reconnaît qu'à des signes locaux et purement physiques.

M. Tarnier, dans l'observation IX, croyait que le contenu de sa tumeur était liquide. Bérard (*loc. cit.*), dit qu'un fibrome de la grande lèvre pourrait être confondu avec un kyste ou une hernie vulvaire.

On n'arrivera à distinguer toutes ces tumeurs qu'en attachant aux symptômes particuliers de chacune d'elles, toute leur importance, et en procédant par voie d'élimination. On recherchera les caractères ordinaires aux tumeurs liquides, élasticité sous le doigt, fluctuation, transparence ; si une tumeur présente ces caractères, reste stationnaire pendant des mois, des années ; si elle est irréductible. sans gargouillement, sans retentissement sur la santé générale, et sur les fonctions digestives en particulier, on admettra un kyste ; dans le cas contraire, et si la tumeur, en même temps que du liquide contient des gaz, on aura affaire à une hernie intestinale.

Si on a affaire à une de ces tumeurs variqueuses entrevues par Deneux (1), mieux connues depuis l'observation de Cruveilhier (2), elles se reconnaîtront à des caractères bien tranchés. Elles se réduiront facilement par la pression, mais elles se reproduiront lentement et de bas en haut dès qu'on cessera toute compression. Enfin, le plus souvent, elles coïncideront avec des varices, sur les membres infé-

(1) Thèse, Paris, 1813.
(2) Bul. de la Soc. anat. an 1827.

rieurs, et elles remonteront à une ou plusieurs grossesses antérieures.

On tâchera de reconnaître si la tumeur siége dans le sac dartoïque, si c'est un fibrome ou un fibro-myome, ou une autre des tumeurs solides dont nous avons parlé, ce qui aura une certaine importance pour le pronostic et le traitement,

Comme dans toute autre région, le fibrome de la grande lèvre, débute sourdement, sans douleur, et n'attire l'attention de la malade que quand il a acquis un certain volume. Il progresse très-lentement, atteint rarement un volume considérable, et comme le dit Vidal de Cassis, il peut exister très-longtemps, on pourrait dire toujours, sans prendre un mauvais caractère. C'est donc une tumeur bénigne qui paraît se développer sans cause, chez des sujets exempts de toute mauvaise constitution et de toute diathèse.

Il importe de bien distinguer son siége ; nous avons vu qu'elle peut venir de l'intérieur de la cavité abdominale, ou se développer dans le canal inguinal ; alors si son pédicule est assez long, et s'il n'y a pas d'adhérences qui l'unissent aux parties voisines, elle est chassée comme une hernie, pendant un effort, ou elle sort progressivement et vient se loger dans le sac dartoïque ; celui-ci leur permet des mouvements de haut en bas, mais forme par sa paroi antérieure un plan aponévrotique qui empêche tout mouvement d'arrière en avant.

La tumeur pourra être réductible dans les premiers jours; elle sera arrondie, dure, indolente à la pression, et parfaitement indépendante de la peau. Elle pourra avoir la consistance d'un ganglion ou d'un calcul.

Si la tumeur a suivi cette marche, si elle a tous ces caractères, on aura déjà bien des raisons pour croire à une tumeur fibreuse. Il s'y joindra souvent des douleurs, des élancements pendant la période menstruelle ; elle pourra augmenter momentanément de volume, devenir sensible à la pression. Les douleurs pourront remonter jusque dans le bassin et jusqu'à la région lombaire. Ces derniers caractères nous paraissent appartenir plus spécialement aux tumeurs du ligament rond.

Celles-ci se trouvent dans le sac dartoïque, le plus souvent dans le goulot de ce sac et vers l'anneau inguinal externe. C'est au moins là leur point de départ dont il faudra tenir grand compte pour le diagnostic. Elles sont d'abord parfaitement rondes, dures, d'un petit volume, roulant sous le doigt, elles peuvent subir une dégénérescence calcaire qui en ralentit la marche. Enfin, celle que nous avons observée, est devenue très-douloureuse pendant la période menstruelle.

On pratiquera le palper abdominal et le toucher vaginal et rectal, pour voir s'il n'existe pas de tumeur semblable implantée sur l'utérus ou ses annexes. En même temps ces manœuvres serviront à faire le diagnostic différentiel d'avec la hernie de l'ovaire.

L'ovaire hernié a nécessairement entraîné le ligament large de ce côté : il en résulte une déviation utérine et un trouble fonctionnel de cet organe. Des mouvements imprimés à l'utérus avec le doigt, déterminent des tiraillements au niveau de la tumeur.

La hernie de l'ovaire se reconnaît encore aux caractères suivants : La tumeur est ovoïde, excède rarement le volume d'un œuf de pigeon ; elle est rénitente, circonscrite, sans changement de couleur à la peau. Elle est le siége de gonflement et de douleurs quelquefois très-vives à l'époque des règles ; elle est toujours douloureuse à la palpation, ainsi que son pédicule qui est dans le canal inguinal. Ces douleurs se propagent dans le bassin et jusqu'à la région lombaire ; enfin elle est très-exposée à s'enflammer. Une contusion, ou des tentatives de réduction, peuvent faire paraître les symptômes de l'étranglement. Plusieurs fois, l'ablation de cette petite tumeur a été suivie d'une péritonite mortelle (1).

Dans l'observation de Percival Pott (2), l'extirpation des deux ovaires a été suivie de la disparition des règles et de l'affaissement des seins.

Tous ces caractères sont assez tranchés pour permettre le plus souvent de reconnaître une hernie de l'ovaire.

On devra aussi songer à la possibilité dé l'existence d'un ganglion vers l'anneau inguinal externe, alors la tumeur aura succédé à une ulcération ou à une plaie de la vulve(?)

Les calculs biliaires ou urinaires, seront accompagnés de troubles fonctionnels du foie, du tube digestif, ou de la vessie.

Nélaton rapporte plusieurs observations de hernies de la vessie dans le sac desquelles on a trouvé un calcul; il existait toujours un trouble de la miction bien accusé.

Ainsi, en tenant compte, tant des symptômes locaux que des symptômes généraux, en interrogeant tous les organes du voisinage, on pourra diagnostiquer une tumeur fibreuse contenue dans le sac dartoïque.

Quant à celles qui sont en dehors de ce sac, il sera difficile de distinguer un fibrome d'un fibro-myome ; cependant s'il existe une tumeur semblable, dans l'utérus ou ses annexés, ou bien si la tumeur envoie un prolongement jusque vers les parois de la vessie et du rectum, on sera autorisé à soupçonner un fibro-myome.

Au point de vue clinique, ces tumeurs diffèrent d'une manière très-notable de celles qui sont contenues dans le sac dartoïque. Elles siégent plutôt à la partie inférieure de

(1) Obs. de Guersant, Soc. de chirurg. 1851.

(2) Œuvres chirurg. Paris, 1776.

la grande lèvre ; elles ne débutent pas par la partie supérieure comme les précédentes ; si elles ont eu pour point de départ les parois du rectum ou de la vessie, elles ne déterminent aucun trouble fonctionnel, et elles passent pendant longtemps inaperçues.

Ce n'est que quand elles ont atteint un développement assez considérable que le médecin est appelé à les voir. Alors on trouve dans l'épaisseur de la grande lèvre une tumeur rénitente, peu mobile, indolore, et ne gênant que par son volume. Ce volume, dans toutes les observations que nous avons trouvées, était assez considérable ; il peut varier du volume d'un œuf à celui d'une tête d'enfant et même plus. La peau est ordinairement saine, mais elle peut être épaissie comme éléphantiasique, elle peut aussi être ulcérée. Cette ulcération ordinairement unique, siégeant sur la muqueuse qui tapisse la face interne de la tumeur, a été observée assez souvent ; elle pourra être le siége d'hémorrhagies inquiétantes, et faire songer à la possibilité d'une tumeur de mauvaise nature ; mais on constatera l'absence de ganglions et de cachexie cancéreuse, ce qui servira avec l'âge du sujet, la forme et la marche de l'affection, à éliminer toute tumeur maligne.

Il faudra distinguer les fibromes et les fibro-myomes, d'une tumeur fibro-plastique, et d'un myxome ; la chose sera le plus souvent impossible parce que les caractères propres à ces tumeurs sont eux-mêmes très-variables.

Dans notre observation IX, la tumeur parait avoir succédé à un tranmatisme qui aurait provoqué l'exhalation d'un blastème, au sein duquel des éléments nouveaux particuliers à cette variété de tumeur se sont organisés. Ces cellules fusiformes, allongées, qui caractérisent les tumeurs fibro-plastiques de Lebert constituent ce qu'on appelle aujourd'hui les sarcomes fasciculés, première ébauche d'organisation du tissu embryonnaire, elles peuvent pulluler rapidement. Les tumeurs qui en sont formées, ordinairement très-vasculaires, ont une consistance moindre et une marche plus rapide que les autres tumeurs dont nous avons parlé; elles seront plus susceptibles d'augmenter sous l'influence de la grossesse : ces caractères peuvent se retrouver dans les myxomes. Enfin c'est surtout sur la marche plus ou moins rapide que se fonderont et le diagnostic et le pronostic. On sait en effet que les tumeurs fibro-plastiques récidivent sur place. Le myxome peut aussi récidiver, nous en avons vu un bel exemple dans le service de M. Broca : c'était un myxome de la cloison recto-vaginale, venant faire saillie à l'orifice vulvaire, mais n'intéressant pas la grande lèvre.

Les lipomes qu'on observe quelquefois dans la grande lèvre ont des caractères aussi peu tranchés. Delpech et Pelletan en ont rapporté des exemples, et nous nous sommes contenté d'en reproduire une seule observation; ils se développent dans la couche de graisse souscutanée ou dans le paquet adipeux qui existe d'une façon constante dans le sac dartoïque ; dans le premier cas, il peut se pédiculiser et prendre la forme d'un molluscum. Ce sont des tumeurs molles, mal circonscrites, souvent bosselées, ce qui sera un signe précieux. La consistance ne peut pas être un signe d'une grande valeur, car chacun sait que cette variété de tumeur peut donner la sensation d'une fausse fluctuation : d'un autre côté, il y a des cas ou un lipome contient un stroma fibreux abondant, et où la consistance est celle d'un fibrome. Aussi croyons-nous qu'une ponction exploratrice, d'ailleurs parfaitement innocente, pourra seule permettre de faire le diagnostic. Les ostéomes et les enchondromes, sont aussi des tumeurs dures, arrondies et se développant avec lenteur, mais la distinction n'est pas difficile à établir, leur dureté extrême, leur immobilité absolue, leur base large empêchent toute erreur. Des gommes sous-cutanées peuvent aussi se développer dans le tissu cellulaire de cette région ; elles peuvent avoir une consistance assez dure ; mais mal délimitées, situées dans un empâtement diffus, elles progressent rapidement et elles ne tardent pas à se ramollir et à s'ulcérer. Alors plus de doute, même en l'absence de tout autre signe révélant la diathèse syphilitique.

Quant aux tumeurs fibreuses péripelviennes, nous devons rappeler qu'elles s'implantent le plus souvent vers l'épine iliaque antérieure et supérieure (Nélaton, Bodin, Salesses). On n'a pas signalé leur descente jusque vers la grande lèvre, néanmoins si le cas se présentait, il serait toujours possible de reconnaître le point d'implantation du pédicule.

Les tumeurs de la glande vulvo-vaginale peuvent être liquides ou solides. Nous avons vu que Vidal de Cassis regarde comme une hypertrophie simple de cette glande, les tumeurs fibreuses décrites par Boyer ; cette hypertrophie existe, et ce n'est qu'en tenant un compte rigoureux de son siége qu'on arrivera à la distinguer. Masquée par l'épaisseur des parties, on pourra la sentir entre l'index porté dans le vagin et le pouce appliqué à la base de la grande lèvre, ou plus exactement, à la partie inférieure et interne du pli génito-clural.

Les kystes et les abcès de la glande vulvo-vaginale, bien connus depuis Huguier (1) sont plus communs. On tiendra compte du siège, de la forme, du volume et de la consistance de la tumeur ; de son début et de la marche qu'elle aura suivie, de l'état du conduit excréteur, etc. Enfin, on aura recours à la ponction si on ne peut arriver à un diagnostic précis.

(1) Huguier, affections de la glande vulvo-vaginale, comptes rendus des séances de l'Ac. de méd., mars 1846.

S'il survient une grossesse, nos tumeurs pourront augmenter de volume, ce qui a été constaté de la manière la plus nette dans l'observation de M. Tarnier et dans celle de M. Chardin. Après l'accouchement elles diminuent ; il faudra donc attendre ce moment pour opérer, pourvu qu'elles n'empiètent pas sur le calibre du vagin, et qu'elles ne deviennent pas ainsi cause de dystocie.

D'autres raisons très-importantes, font de ces préceptes une loi ; nous voulons parler de l'influence du traumatisme sur la grossesse, et réciproquement de la grossesse sur la marche des plaies.

Notre maître, M. Verneuil, nous a appris à tenir grand compte de différents états pathologiques ou physiologiques, qui souvent permettent au chirurgien observateur, de porter un pronostic grave sur une affection en apparence légère (1).

PRONOSTIC ET TRAITEMENT.

Les tumeurs que nous venons d'étudier ont pour caractères communs d'évoluer pour la plupart très-lentement, de se comporter vis-à-vis de la santé générale comme des tumeurs très-bénignes, et d'être faciles à enlever. Il n'y a donc pas lieu de discuter longuement sur le manuel opératoire et la méthode à employer.

Mais d'abord, sont-elles toujours d'un pronostic aussi favorable : quelles sont les causes capables d'en accélérer la marche, et quand convient-il d'opérer?

Nous avons déjà répondu en partie à ces questions, et

(1) Nous renvoyons pour plus de détails aux discussions qui ont eu lieu à la Soc. de chirurg., en mars 1876, à propos de l'obs. de M. Tarnier, et en juin, 1876.

c'est nous exposer à des répétitions que d'y revenir. Nous dirons seulement que les malades, dans nos observations, ont gardé leur tumeur 3, 4, 5, 6 ans et plus, que pendant ce temps-là, la santé générale est restée excellente ; qu'indolentes d'abord, elles ont fini par devenir gênantes et douloureuses vers la fin, pendant la marche et dans certaines positions, la station assise, par exemple. Au point de vue de la marche, nous devons noter que dans la XIVe observation, la tumeur a eu une évolution bien plus rapide que dans les autres. C'était un myo-myxome. On conçoit que la rapidité d'évolution de la tumeur, et sa gravité, doivent dépendre de sa nature histologique. C'est ainsi qu'un sarcome n'a pas la même marche qu'un fibrome, et dans les sarcomes, la gravité est d'autant plus grande que leur organisation est moins avancée. A ce point de vue, le myxome se rapproche du sarcome; néanmoins ceux-ci sont plus graves et récidivent plus souvent que ceux-là.

Nous voyons la tumeur dans la XIVe observation au troisième mois de la grossesse (septembre 1875), avoir le volume d'une cerise. Au mois de février 1876, elle a déjà le volume d'un gros œuf de poule ; au mois de mars, la muqueuse qui tapisse la face interne s'ulcère ; la vulve et la tumeur sont œdématiées, gorgées de sang. L'ulcération devient le siége d'hémorrhagies graves, qui ont sans doute décidé le chirurgien à opérer. Comme nous l'avons déjà dit, l'état de grossesse doit être une contre-indication à l'opération. Cette règle a été suivie par M. Tarnier, et admise par MM. Depaul, Blot, Verneuil. Mais ici il entre un élément de plus, il n'y a plus simple congestion des parties, et menace d'avortement ; il y a hémorrhagies graves par une ulcération. C'est, croyons-nous, la seule cause qui puisse faire sortir le chirurgien de l'abstention. Encore devra-t-il avoir recours aux moyens hémostatiques ordinaires : astringents, absorbants ou caustiques, avant de pratiquer l'ablation de la tumeur.

M. Chardin a eu le bonheur de sauver sa malade; mais il ne nous parle pas de l'enfant ni de l'état d'anémie très-grave dans laquelle a dû se trouver cette femme aprè l'accouchement; et cette plaie baignée par l'écoulement purulent qui constitue les lochies, n'était-elle pas exposée à devenir le point de départ d'une infection générale de l'économie, ou d'une péritonite (?) Le fait est rare, mais il existe. Un de nos amis a vu dans le service de M. Siredey, à l'hôpital Lariboisière, une plaie de la vulve, chez une nouvelle accouchée, devenir le siége d'une lymphangite qui s'est propagée jusqu'à la cavité abdominale et a déterminé une péritonite mortelle (1).

Nous ne relevons qu'un cas de mort dans nos observations (obs. 8). C'était une tumeur de l'épiploon : le pédicule ayant été coupé vers l'anneau inguinal, l'inflammation s'est propagée jusqu'au péritoine. Vu la rareté excessive de cette variété de tumeurs, il nous est difficile de donner plus de détails sur elle.

S'il est possible de la distinguer d'une hernie, il faudra éviter et prévenir toute inflammation et la combattre avant d'opérer quand elle surviendra. Ces phénomènes inflammatoires ressemblent tellement à ceux de l'étranglement, que devant un cas pareil, bien d'autres que Malgaigne s'y tromperont.

On devra redoubler d'attention et se rappeler le cas malheureux de Guersant, pour ne pas méconnaître et opérer une hernie de l'ovaire.

Ainsi, il était donc nécessaire de faire quelques restrictions aux propositions que nous avancions au commencement de ce chapitre.

(1) L'observation est consignée dans la thèse de M. le Dr Anger. — De la lymphangite péri-utérine. Paris, juillet 1876.

Nous ne nous arrêterons pas au traitement médical; tous les médicaments réputés fondants nous paraissent impuissants. Cependant Cruveilhier a remarqué l'atrophie fréquente des fibromes utérins, et M. Guéniot (1) a mis hors de doute qu'ils soient susceptibles de résorption totale. Il est possible qu'il en soit ainsi pour les fibro-myomes de la vulve, chez les personnes ayant passé l'âge de la ménopause. On devra donc attendre si la tumeur ne fait pas de progrès, et si elle n'est pas trop gênante.

Pour les sarcomes et les myxomes, on s'adressera de suite aux moyens chirurgicaux qui sont assez inoffensifs et d'une grande simplicité. En effet dans cette région, il n'y a point d'organe important à ménager, et l'on a affaire à des tumeurs libres de toute adhérence et faciles à énucléer. Nous trouvons ces détails signalés dans toutes nos observations.

Nous avons une réserve à faire. Malgaigne (*loc. cit.*) ne considère pas la chose comme aussi légère; il a été frappé de la quantité de sang qui est venue compliquer l'opération dans les deux cas qu'il a connus, et il attire avec raison l'attention des chirurgiens sur ce point important. Mais il faut remarquer que la femme qui portait la tumeur qu'il a opérée était enceinte de sept mois.

L'influence de la grossesse qui avait échappé à ce savant professeur, et sur lequel nous avons insisté avec des observations convaincantes à l'appui, rend compte de ce danger qui peut survenir avant et surtout pendant l'opération. On la conbattra par les moyens ordinaires, compression, tamponnement, perchlorure de fer, etc. Ces moyens n'ont pas réussi à Malgaigne qui fut obligé d'étreindre toute la base de la grande lèvre entre deux points de suture enchevillée fortement serrés. La partie supérieure de la plaie donnait

(1) De la guérison pour résorption des tumeurs dites fibreuses de l'utérus, Paris 1872.

encore du sang, et il fut obligé d'embrasser cette partie dans une anse de fil passée à la base et serrée sur un tampon de charpie qui appuyait sur les téguments sains.

En dehors de la grossesse, il suffira le plus souvent de faire une incision verticale sur la face antérieure de la tumeur qu'on trouvera parfaitement indépendante des tissus environnants. L'ablation des fibro-myomes est un peu plus laborieuse. Il faut s'attendre à voir la tumeur se prolonger sur les côtés du vagin jusque vers le rectum.

Il sera bon, s'il reste un doute sur le diagnostic, d'aller couche par couche, car on pourrait avoir affaire à une hernie. Un pansement simple avec un linge glycériné, et un tampon de charpie seront interposés entre les lèvres de la plaie. Le pansement phéniqué sera bon là comme partout. Il rendra de grands services dans certains cas analogues à celui du docteur Chardin.

Sans condamner entièrement l'emploi du bistouri qui a réussi jusque là, nous croyons devoir lui préférer le thermocautère.

En 1874, M. Verneuil a fait à ses élèves une leçon sur les avantages de l'exérèse non sanglante pour l'extirpation de quelques tumeurs de la vulve (1).

Voici comment s'exprime ce savant chirurgien : « Jadis témoin de quelques opérations pratiquées sur la vulve avec le bistouri, j'ai été frappé du grand nombre de vaisseaux intéressés et de la quantité considérable de sang fourni soit par les artérioles, soit par les veines. C'est ce qui m'a porté à tenter l'exérèse non sanglante. »

Ailleurs il reconnaît que ces moyens d'exérèse non sanglante mettent plus que tout autre à l'abri des complications habituelles des plaies.

(1) *Gazette hebdomadaire*, p. 366, (1874).

Depuis M. le Dr Paquelin a imaginé son petit thermo-cautère qui a sur les anciens appareils de grands avantages, sur lesquels nous ne pouvons pas nous arrêter.

Ainsi, fort de l'opinion de notre maître M. Verneuil, et convaincu par les bons résultats que nous avons vu obtenir dans son service avec le thermo-cautère, nous n'hésitons pas à dire, quoique nous ne l'ayons pas vu employer spécialement pour l'extirpation des tumeurs des grandes lèvres, que dans tous les cas, on aura avantage à recourir à la méthode d'exérèse non sanglante pratiquée avec cet instrument.

Il nous paraît surtout bien supérieur au bistouri dans certains cas particuliers, quand il y a une congestion physiologique ou pathologique des grandes lèvres; quand par exemple on est obligé d'opérer pendant la grossesse. Et ceci n'est pas une simple vue de l'esprit. Les observations de Malgaigne et de M. Chardin nous offrent un exemple remarquable des hémorrhagies qui peuvent survenir à la fin de la grossesse dans une tumeur de la vulve ulcérée, et dans le cours de son extirpation. On comprend facilement combien il importe à la vie de deux individus d'épargner une perte de sang, quelque minime qu'elle soit; car l'opération, si on est obligé de la pratiquer, et nous avons admis qu'on n'y était forcé que par l'abondance même de l'hémorrhagie, l'opération disons-nous, va probablement, provoquer le travail de l'accouchement qui détermine une congestion encore plus grande de la vulve, des hémorrhagies secondaires du côté de la plaie, et une perte de sang plus ou moins abondante du côté de l'utérus.

Enfin, et pour terminer, nous dirons que l'emploi du thermo-cautère est encore indiqué chez certains individus en apparence sains, mais atteints d'un état diathésique caché. Tout le monde sait combien M. Verneuil insiste et avec raissn sur les dangers que font courir aux opérés, ces états diathésiques. Il nous a appris que les affections du foie et du rein exposent les opérés à des hémorrhagies quelquefois graves.

Une incision sur un diabétique, pour nous en tenir à cet exemple, saigne ordinairement beaucoup, ce qui tient à une altération de structure des capillaires. De plus les conditions d'osmose sont changées, ce qui donne à la plaie un aspect et une marche particulière.

Il faudra donc rechercher avec soin ces états diathésiques, et conformer son procédé opératoire aux accidents qui sont spécialement à craindre dans telle région, et chez tel individu.

CONCLUSIONS.

I. On trouve dans l'épaisseur des grandes lèvres, des tumeurs fibreuses, et en particulier des fibromes du ligament rond.

II. Ceux-ci excessivement rares, siégent à la partie supérieure des grandes lèvres, dans le sac dartoïque de Broca.

III. On peut trouver aussi des fibro-myomes qui paraissent s'implanter le plus souvent sur les fibres lisses du vagin, de la vessie ou du rectum.

IV. On y trouve encore divers autres néoplasmes des tumeurs fibro-plastiques, des myo-myxomes, des lipomes.

V. Toutes ces tumeurs subissent plus ou moins l'influence de la menstruation et surtout de la grossesse.

VI. La grossesse est, en général, une contre-indication, à leur opération.

VII. Nous préférons à toute autre méthode opératoire, l'exérèse non sanglante.

INDEX BIBLIOGRAPHIQUE.

S. Duplay. Thèse, collections sérieuses et hydatiques de l'aîne, 1865.
Paletta. Sull' idrocele delle donne mem. dell' instit. ital.
Verneuil. Diction. encyclopédique des sciences médicales, art. aine.
Velpeau. Dict. en 30 vol. art. vulve.
Huguier. Affections de la glande vulvo-vaginale, Comptes-rendus des séances de l'Ac. de méd., mars 1846.
Deneux. Hernies de l'ovaire 1813.
Guersant. An. de la Soc. de chirurg. 1851, hernie de l'ovaire.
Berard. Dict. en 30 vol. t. II, art, aîne.
Virchow. Pathologie des tumeurs, trad. par Aronshon, 1856.
Hayem. Bul. soc. anat. 1868, éléphantiasis.
Malassez. *Id.* 1871.
Lagrange et Duret. *Id.*, 1873.
Vidal de Cassis. Traité de path. ext. t. iv. p. 314.
Nonat. Maladies de l'utérus et des organes génitaux ext. 1869-74.
Humbert. Thèse, tumeurs des grandes lèvres. 1851.
Morpain. Thèse anat, et path. des grandes lèvres, 1852.
Churchill. Mal. des femmes, 2e édit. p 46. 1874.
Nélaton. Pathol. chirurg. t. iv. 1858.
Alph. Guérin. Mal. des organes génitaux de la femme, 1864.
Rayney. Etude sur le ligament rond — (philosophical transactions of London, 1865).
Hunter. Traité des maladies vénériennes, trad. par Richelot, 3e édit. 1859.
Walter. Uber fibrôse Corper. p. 16.
Decoux. Bul. soc. anat. 1837.
Cornil et Ranvier. Traité d'histologie path. 1869
Guéniot. An. de la Soc. de chirurgie. 1872.
Tarnier. An. de la Soc. de chirurg. 9 mars 1872.
Marcano. Bul. de la Soc. anat. 1873 — fibromyome.
Eug. Monod. *Id.* 1876. fibro-myome des grandes lèvres.
Guyon. Thèse d'agrég. corps fibreux de l'uterus, 1860.
Broca. Traité des tumeurs, t. ii. 1869.
Percival Pott. Œuvres chirurg. t. i Paris. 1777,
Malgaigne. Anat. chirurgicale. Paris, 1859, 2e édit., t. ii.
Cruveilhier. Traité d'anat. pathologique.
Sappey. Anat. descriptive. 2e édit.
Robin. Thèse, 1849, diagnost. diff. des tumeurs de l'aîne.
Boyer. Traité des mal. chirurg. 1846.

VERNEUIL. *Gaz. hebdom.* 1874. De quelques tumeurs de la Vulve et de leur extirpation par les procédés d'exérèse non sanglante.
DUNCAN Edimburgh. médical. mars 1876.
SALESSES. Thèse. Etude sur les tumeurs fibreuses péripelviennes.
RICHET. Traité pratique d'anat. médico chirurg. Paris. 1857.
BECQUEREL. Maladies de l'utérus et de ses annexes. 1855.
LEBERT. Traité d'an. path. génér. et spc., Paris 1855.
RÉGNOLI. *Arch. gén. de med.* t. v p. 114.
DESPRÉS. Diagnostic des tumeurs. Paris, 1868.
MONTMEJA. *Revue. méd. photographque des hôpitaux de Paris*, 1872, p. 178.

QUESTIONS

SUR LES DIVERSES BRANCHES DES SCIENCES MÉDICALES.

Anatomie et histologie normales. — Aponévroses de l'abdomen.

Physiologie. — De la digestion intestinale. Suc pancréatique.

Physique. — Courants thermo-électriques, thermo-multiplicateurs.

Chimie. — De l'ammoniaque, ses propriétés, sa préparation, action des acides sur l'ammoniaque.

Histoire naturelle.— Des racines, leur structure, leurs tendances, leurs différentes modifications; des bulbes, des bulbilles, des tubercules, caractères qui distinguen t les racines des rhyzomes.

Pathologie externe. — Enumérer les tumeurs de l'orbite ; indiquer les signes différentiels.

Pathologie interne. — Des concrétions sanguines dans le système artériel.

Pathologie générale. — De la fièvre.

Anatomie et histologie pathologique. — Des lésions de la dysentérie.

Médecine opératoire. — Des appareils employés pour le redressement du membre dans le cas de pied bot.

Pharmacologie. — Des altérations que les médicaments officinaux peuvent éprouver par l'action de l'air, de l'humidité, du froid et de la chaleur. Quels sont les différents moyens employés pour leur conservation?

Thérapeutique. — Des indications de la médication astringente.

Hygiène. — Des boissons aromatiques.

Médecine légale. — Empoisonnement par l'alcool; Comment est isolé l'alcool du sang?

Accouchements. — De l'influence de la grossesse sur la marche des maladies qui la compliquent.

Vu : Le président de la thèse,
VERNEUIL.

Permis d'imprimer :
Le vice-recteur de l'Académie
A. MOURIER.

www.ingramcontent.com/pod-product-compliance
Ingram Content Group UK Ltd.
Pitfield, Milton Keynes, MK11 3LW, UK
UKHW021009220726
13924UKWH00002B/933